BEI GRIN MACHT SICH IHR WISSEN BEZAHLT

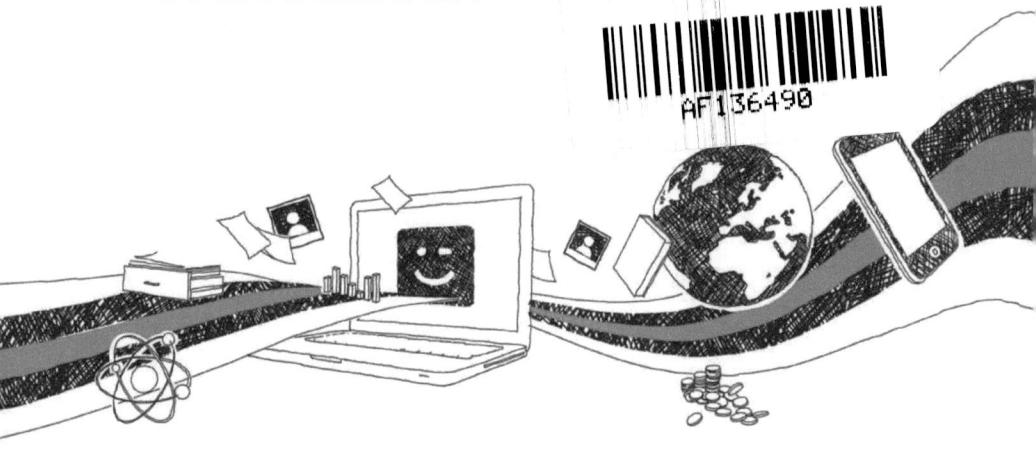

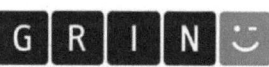

Anonym

Lösung von Versorgungs- und Schnittstellenproblematiken auf der Systemebene durch Case Management

Eine Fallanalyse

GRIN Verlag

Bibliografische Information der Deutschen Nationalbibliothek:

Die Deutsche Bibliothek verzeichnet diese Publikation in der Deutschen National-
bibliografie; detaillierte bibliografische Daten sind im Internet über http://dnb.d-
nb.de/ abrufbar.

Impressum:

Copyright © 2013 GRIN Verlag GmbH
Druck und Bindung: Books on Demand GmbH, Norderstedt Germany
ISBN: 978-3-656-39636-9

Dieses Buch bei GRIN:

http://www.grin.com/de/e-book/211069/loesung-von-versorgungs-und-schnittstel-
lenproblematiken-auf-der-systemebene

GRIN - Your knowledge has value

Der GRIN Verlag publiziert seit 1998 wissenschaftliche Arbeiten von Studenten, Hochschullehrern und anderen Akademikern als eBook und gedrucktes Buch. Die Verlagswebsite www.grin.com ist die ideale Plattform zur Veröffentlichung von Hausarbeiten, Abschlussarbeiten, wissenschaftlichen Aufsätzen, Dissertationen und Fachbüchern.

Besuchen Sie uns im Internet:

http://www.grin.com/

http://www.facebook.com/grincom

http://www.twitter.com/grin_com

Universität

Fakultät für Gesundheitswissenschaften

Weiterbildendes Fernstudium Angewandte Gesundheitswissenschaften

Schwerpunkt Case Management

3. studienbegleitende Prüfung

Abschlussarbeit

Fallanalyse

Vorgelegt am: 11.01.2013

Inhaltsverzeichnis

Aus Gründen der Vereinfachung und besseren Lesbarkeit wird die männliche oder die weibliche Form verwendet. Darin ist das jeweils andere Geschlecht stets mit einbezogen.

1. Einleitung und Ziel der Abschlussarbeit

„Der Mensch ist Mittelpunkt!" In diesem Satz könnte man das professionelle und ethische Credo vieler Menschen im Gesundheitswesen verdichten.

Zyniker, Berater und leider zu oft auch schlichte Realisten kennen die böse Variante: 'Der Mensch ist Mittel. Punkt!' Zwischen diesen Extremen bewegt sich die Realität im Gesundheitswesen" (Rosenthal und Wagner 2004, S. VII).

Das deutsche Gesundheitssystem ist nicht erst durch die neue Gesetzgebung (Gesetz zur „Einführung des Diagnose-orientierten Fallpauschalensystems für Krankenhäuser" vom 23.04.2002) in einer deutlichen Veränderung. Vor allem die demografische Entwicklung, die Migration, chronisch Kranke, die wirtschaftlichen Rahmenbedingungen und der medizinische Fortschritt machen Neuerungen und grundlegende Umgestaltungen zwingend erforderlich. Realistisch betrachtet ist allerdings festzustellen, dass entgegen mancher Aussprüche von Gesundheitspolitikern, die gebietsübergreifende Zusammenführung der spezialisierten Subsysteme in den letzten Jahren nicht entscheidend vorangekommen ist. Jetzt sind um so mehr einrichtungsbezogene Vorhaben und praxisnahe Maßnahmen auf kommunaler und regionaler Ebene gefragt, um Brüche in der Versorgungskette zu überwinden, um aus Schnittstellen gerade zwischen dem stationären und ambulanten Bereich – Nahtstellen zu machen (Wirnitzer, S. 332–335). Case Management gewinnt seit einiger Zeit in Deutschland permanent an Bedeutung. Die Qualität der Hilfestellung während und nach der stationären Versorgung bezüglich des Unterstützungs- und Koordinierungsbedarfes der Patienten ist in großem Maße abhängig von den Informationen, welche bereits im Vorfeld und während des stationären Aufenthaltes an die Patienten und deren Angehörige sowie an die weiter versorgenden Einrichtungen gegeben werden. Case Management untergliedert sich in Fallmanagement (Verbesserung der Hilfe im konkreten Fall) und Systemmanagement (Verbesserung der Versorgung im Geltungsgebiet).

Was aber versteckt sich hinter dem Begriff "CASE MANAGEMENT" und für welche Probleme bietet es Lösungsansätze (Ewers und Schaeffer 2005, S. 7)? Wo liegen die Chancen, die Grenzen und die Schwierigkeiten des Case Managements hinsichtlich der Koordination von multidisziplinären Netzwerken? Welche Herausforderungen stellen sich dem Case Manager, wenn er zwischen den unterschiedlichen Trägern der Dienstleistungen und dem Patienten vermitteln muss? Wo liegen die Stärken und die Zukunft eines Hilfesystems, in welchem alle Teilleistungen auf die Erfüllung eines Zieles ausgerichtet werden? Dies sind die Fragen, denen ich in meiner Arbeit nachgehen möchte.

Mit dieser Arbeit möchte ich anhand meines beschriebenen Fallbeispiels in Kapitel 2 die Versorgungs- und Schnittstellenproblematik auf der Systemebene analysieren (Kapitel 3) und anschließend in Kapitel 4 Case Management als Lösungsstrategie für eben diese Problemlage mit Fallbezug vorstellen. Im weiteren Verlauf meiner Arbeit werde ich im Rahmen der praktischen Fallbearbeitung im Case Management die Phasen des Regelkreises beschreiben. In Kapitel 5 wird dann ein Versorgungs-/ Hilfeplan für das konkrete Fallbeispiel erstellt. Abschließend werden die Ergebnisse in Kapitel 6 nochmals kurz zusammengefasst. Die Arbeit schließt mit einer persönlichen Stellungnahme hinsichtlich noch bestehender Schwierigkeiten und Hürden bei der Umsetzung von Case Management im Gesundheitswesen ab.

2. Fallbeschreibung

2.1. Sozialanamnese

Geboren wurde Frau A. im Jahr 1968 als zweites von drei Kindern in Leipzig. Ihre Kindheit war nicht sehr harmonisch. Die Eltern hatten ein Lebensmittelgeschäft und wenig Zeit für die Kinder. Nach einem Autounfall des Vaters kam es zur Trennung der Eltern. Die Mutter heiratete zwei Jahre später erneut. Zum leiblichen Vater brach Frau A., inzwischen 16 Jahre, jeglichen Kontakt ab. Er starb 10 Jahre später.

Frau A. zog mit 18 Jahren aus und heiratete kurz danach. Sie belegte ein Fachschulstudium „Krippenpädagogik" und arbeitete im Anschluss daran als Erzieherin für behinderte Kinder in einem Kinderheim. In der Wendezeit begannen die Veränderungen in ihrem Leben. Die Arbeitsstelle wurde aufgelöst, der Bruder verstarb bei einem Unfall, die Ehe zerbrach, nachdem sie Mutter eines Sohnes wurde.

Sie begann eine neue Ausbildung und bekam nach erfolgreichem Abschluss eine Anstellung in einem Krankenhaus, indem sie seit 13 Jahren arbeitet. Ende der neunziger Jahre ging sie eine neue Partnerschaft ein. Im Jahr 2002 wurde sie Mutter einer Tochter, die in den ersten Lebensjahren ständig erkrankte. Die beiden Kinder werden zu ihrem Fixpunkt, nachdem auch die zweite Partnerschaft nach sieben Jahren zerbricht.

Für Frau A. beginnt wieder eine Phase großer Umstellungen. Sie zieht mit den Kindern aus dem gemeinsamen Haus in eine kleine Wohnung. Die gesamten Ersparnisse lässt sie dort und lebt jetzt mit den Kindern unter dem Existenzminimum. Die kränkelnde Tochter und der inzwischen 13-jährige stark pubertierende Sohn kosten ihr die nächsten Jahre viel Kraft, zumal sie weiterhin voll berufstätig ist und viele Weiterbildungen besucht, um in ihrem Beruf Erfolg zu haben.Im Jahr 2009 beginnt sich ihr Leben zu normalisieren. Die Kinder entwickeln sich altersentsprechend und die Probleme sind vergessen. Sie entwickelt eine innige Beziehung zu ihrer Schwester und geht in ihrer Arbeit mit den Patienten auf.

Im September 2010 ereignet sich ein Unfall, der Frau A. erneut vor große Herausforderungen stellte. Bei einem Wochenendausflug auf dem Fahrrad kam der Fuß ihrer Tochter in die Speichen und die beiden überschlugen sich auf der Straße. Die Tochter kam mit dem Schrecken davon, Frau A. hingegen wurde mit zwei gebrochenen Ellenbogen ins Krankenhaus gebracht.

Krankheitsanamnese Übersicht: Frau A.,Therapeutin und ehemalige Erzieherin für behinderte Kinder, steht im Alter von 44 Jahren vor einer großen Problematik. Gemeinsam mit ihren zwei Kindern lebt sie in einer kleinen Wohnung. Seit ihrem Unfall im September 2010 leidet Frau A. unter großen Schmerzen und den finanziellen Folgen durch Arbeitsausfall. Aufgrund der Verschlechterung ihres Gesundheitszustandes im November 2012 wird sie in das Krankenhaus eingewiesen und wendet sich an die Case Manager der Klinik.

2.2. Krankheitsverlauf

Am 11.09.2010 erfolgte die Einweisung in ein Krankenhaus. Es wurde auf der linken Seite eine Radiusköpfchentrümmerfraktur diagnostiziert. Die Operation mittels Schrauben und Pins erfolgte am nächsten Tag. Im Oktober 2010, nach erneuter Untersuchung des immer noch schmerzenden rechten Ellenbogens, wurde auch dort eine Mason I Fraktur diagnostiziert. Da es für eine Operation zu spät war, wuchs die Fraktur mit einer Fehlstellung zusammen.

Vier Wochen später erfolgte die Mobilisation beider Ellenbogen unter Narkose, um das Bewegungsausmaß zu verbessern.

Im Anschluss daran ging Frau A. für drei Wochen zu einer ambulanten Rehabilitation.

Im März 2011 traten bei der Klientin plötzlich massive Schmerzen im linken operierten Ellenbogen auf. Diagnose: Zersetzung der Smartsrew- Schrauben (Bioschrauben), dabei Zerfall der Trümmerfraktur. Die Patientin sollte sich jetzt entscheiden, ob zukünftig eine Prothese im Ellenbogen oder die Entfernung des Radiusköpfchens erfolgen soll. Bei beiden Operationen würde es zahlreiche Kontraindikationen geben.

Zu dieser Zeit stellte sie einen Antrag beim Deutschen Rentenversicherungsbund auf eine „Teilweise Erwerbsminderungsrente". Sie bekam einen Termin zum Gutachten vom DRVB. Nach eingehender Untersuchung und der Besichtigung der Röntgenbilder (vom zerfallenen Gelenk) durch die Ärztin, wurde der Antrag auf Teilrente vier Wochen später abgelehnt. Die Begründung dazu lautete, es handelt sich hierbei nur um eine „leichte Abnutzung im Gelenk". Frau A. ging fristgerecht in Widerspruch.

Nach der einige Wochen dauernden chirurgischen Diagnostik in verschiedenen Krankenhäusern wird Frau A. auf Intervention eines ihr bekannten Chirurgen im April 2011 eine Radiusköpfchenprothese in den linken Ellenbogen zementiert. Diese sollte perspektivisch, um mögliche Lockerungserscheinungen zu vermeiden, nur mit 4 Kilogramm belastet werden.

Da Frau A. in den letzten Monaten durch die Stufenbildung im rechten Ellenbogen schon große Probleme bei der Ausübung ihres Berufes hatte, verstärkte diese Aussage ihre Zukunftsängste massiv. In dieser Zeit entwickelten sich bei ihr starke Schlafprobleme. Sie träumte jede Nacht vom Unfall mit ihrer Tochter und bekam Flashbacks, aber auch finanzielle Sorgen ließen sie nicht zur Ruhe kommen.

Dieses Phänomen berichtete sie ihrem Hausarzt, der aber nicht näher darauf einging und sie wieder voll arbeitsfähig schrieb.

Im November 2011 bekam sie rückwirkend ab April 2011 die „Teilweise Erwerbsminderungsrente" für 12 Monate bewilligt. Das bedeutete, dass sie für 5 Monate ihre wöchentliche Arbeitszeit auf 28 Stunden reduzieren konnte. Eine rückwirkende Erstattung gab es leider nicht, da sie bis zum Erhalt des positiven Bescheides voll berufstätig war.

Die folgenden Monate nutzte Frau A. zur intensiven, eigenständigen Rehabilitation. Doch trotz täglicher Schwimmeinheiten, Krafttraining und physiotherapeutischer Behandlungen ließen sich ihre Belastungsschmerzen nicht beheben. In ihrer Ausweglosigkeit entschied sich Frau A. im April 2012 zu einem berufsbegleitenden Fernstudium, um weiter arbeitsfähig zu bleiben. Sie nahm einen Kredit auf und begann mit der nebenberuflichen Ausbildung.

Gleichzeitig stellte sie einen Verlängerungsantrag, um weiterhin ihre Teilrente zu beziehen.

Kurz darauf bekam sie vom Rententräger eine Aufforderung, sofort zu einer stationären Rehabilitation zu fahren. Danach würden alle Zahlungen an sie eingestellt werden, da man davon ausgeht, dass sie nach deren Beendigung wieder gesund sei.

Frau A. war völlig verzweifelt. Sie war sich der Sinnlosigkeit dieses Schreibens sofort bewusst. Erstens hatte sie gerade die Weiterbildung begonnen, zweitens ließen sich ihre Beschwerden (linker Ellenbogen Prothese und rechter Ellenbogen Arthrose mit Stufenbildung) nicht weiter therapieren und drittens sollte ihre 10-jährige Tochter zu diesem Zeitpunkt aufs Gymnasium wechseln.

Frau A. ging in Widerspruch und wurde kurze Zeit später zu einem erneuten Gutachter bestellt. Dieser bescheinigte ihr, dass ihre körperlichen Beschwerden die Arbeit in ihrem Beruf über 5 Stunden unmöglich machten, aber sie durchaus in der Lage wäre, in einem Büro Hilfsarbeiten in Vollzeit zu verrichten. Alle Zahlungen an sie wurden daraufhin eingestellt.

Da Frau A. zu dieser Zeit schon 24 Jahre im medizinischen Bereich arbeitete und keinerlei andere Berufserfahrungen hatte, kam das für sie nicht in Frage. Sie erhöhte, trotz massiver

Beschwerden, ihre Arbeitszeit auf 40 Stunden, um finanziell ihren Verpflichtungen (Kinder und Umschulungskredit) wieder nachkommen zu können.

Nach ca.12 Wochen verschlechterte sich ihr Zustand massiv. Ihr rechter Ellenbogen schmerzte bei jeder Bewegung und die vielen Schmerztabletten verursachten chronische Magen-Darm Beschwerden.

Nach eingehender Untersuchung durch mehrere Chirurgen kam die erschütternde Diagnose. Frau A. sollte sich jetzt auch in den rechten Ellenbogen eine Prothese einbauen lassen.

Auf Grund des darauf folgenden nervlichen Zusammenbruchs wurde die Patientin an die Case Manager unserer Klinik vermittelt.

3. Analyse der Defizite und Probleme auf der Systemebene

Während der Schwerpunkt beim Systemmanagement auf einer verbesserten Organisation der Dienstleistungen, dem Umgehen von Überschneidungen sowie dem Aufzeigen von preiswerten Angeboten liegt, sind die wichtigsten Aufgaben des Fallmanagements die persönlichen Ziele und Bedürfnisse der Patienten, für die ein Case Manager bei Bedarf anwaltlich eintritt. Bei der individuellen Betrachtung des Krankheitsverlaufes meiner Klientin Frau A. lassen sich einige Versorgungsprobleme schon auf der Fallebene erkennen. Das Urteil, die Patientin müsse nun ihren sicheren Arbeitsplatz kündigen und sich selbständig, ohne Förderung, um einen behindertengerechten Arbeitsplatz kümmern, erscheint nur dann gerechtfertigt, wenn vorher auf der Systemebene notwendige Hilfen (Umschulung etc.) erfolgt sind. Da aber keine Kooperation und Vernetzung der Leistungserbringer erfolgte, kam es zu zahlreichen Versorgungsproblemen.

3.1. Schnittstellenprobleme und Versorgungsdefizite

Ewers (2011, S. 29-32) bezeichnet in seiner Grafik vier Hürden auf dem Weg zu einer integrierten und kontinuierlichen Versorgung „Diskontinuität, Medikalisierung, Ökonomisierung und Desintegration".

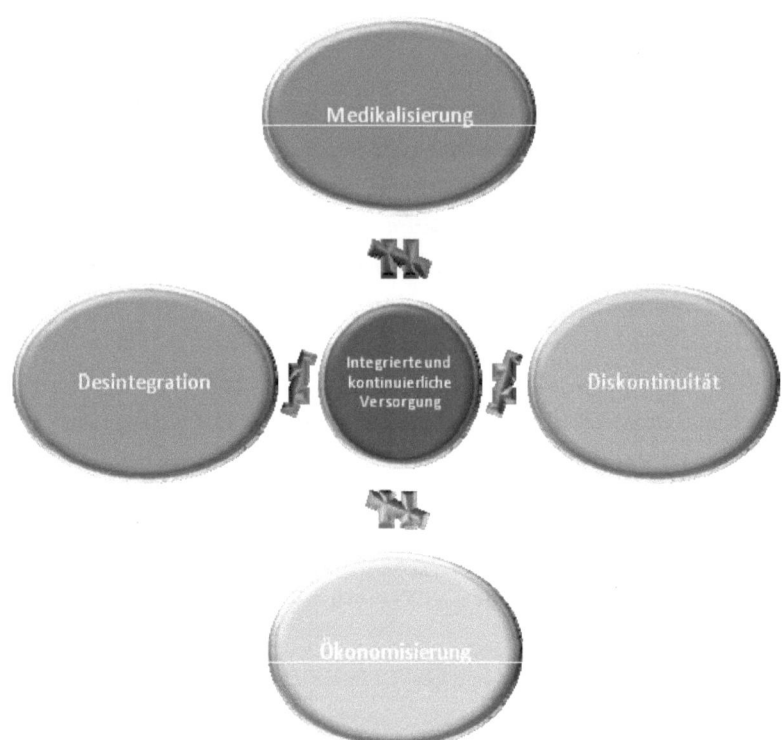

Abbildung 1 Hindernisse auf dem Weg zu einer integrierten und kontinuierlichen Versorgung (eigene Darstellung)

Mit dem Konzept des Unterstützungsmanagement (Wendt 1995) gibt es bereits zahlreiche Ansätze zur Bewältigung der Fragen nach einer von der WHO 1978 bei der Konferenz in Alma-Ata besiegelten Forderung nach einer kontinuierlichen Gesundheitsversorgung. Desintegration als Folge fehlender Vernetzung von Versorgungsangeboten und –prozessen sowie das zumeist temporäre Versorgungshandeln und die Vernachlässigung von personeller Kontinuität (Diskontinuität) beeinträchtigt aber bis heute eine bedarfsgerechte Reaktion auf den demographischen und epidemiologischen Wandel. Außerdem erweisen sich die einseitige Überbewertung ökonomischer und medizinischer Relevanzkriterien bei der Versorgungssteuerung und –gestaltung (Medikalisierung /Ökonomisieren)als kontraproduktiv für eine integrierte und kontinuierliche Versorgung (Ewers 2012, S.24).

Desintegration und Diskontinuität werden zu den Hauptproblemen innerhalb von und zwischen den budgetierten Sektoren des Gesundheitswesens gezählt. Sie scheinen auch ein

Grund für mangelnde Effizienz und Effektivität, für fehlende Transparenz und Qualität sowie für unzureichende Patienten- und Ergebnisorientierung zu sein (vgl. Ewers, Schäffer 2005: 8 f.). Diskontinuität, Medikalisierung und Desintegration als primäre Herausforderung der Gesundheitsversorgung werden im Fallbeispiel wie folgt deutlich:

3.2. Die Schnittstellendefizite im Einzelnen

Frau A. erhält medizinische und physiotherapeutische Behandlungen, ihre psychische Problematik wird dabei aber völlig ignoriert. Dies führt laut Ewers in Verbindung mit der traditionellen Unterbewertung nicht medizinischer Berufsgruppen zu einer starken Medikalisierung von Versorgungsproblemen (Ewers 2011, S.31). Der Hausarzt von Frau A. hätte die Gefahr erkennen müssen, dass sie eine PTBS (Posttraumatische Belastungsstörung) entwickelt und den Kontakt zum Psychologen herstellen müssen, aber er ist auf ihre Schlafproblematik und die daraus resultierenden Ängste nicht eingegangen. Desintegration wird auch von Seiten des Rententrägers und der damit verbundenen Rehabilitationseinrichtung deutlich. Hier agierten die Beteiligten in verschieden Richtungen, so dass kein Problem angemessene Beachtung findet und unnötige Ressourcen (Ökonomisierung) verschwendet werden. Rationalisierungsbemühungen des Kostenträgers bei Frau A., die Teilweise Erwerbsminderungsrente zu streichen, dafür aber ihre Arbeitslosigkeit mit daraus resultierenden höheren gesellschaftlichen Kosten, bezeichnet das Problem der Akteure, zwischen Rationalisierung und Rationierung angemessen zu unterscheiden.

Durch ein gezieltes Unterstützungsmanagement hätten viele Schnittstellenprobleme vermieten werden können. Die Kosten hätten geringer gehalten werden können, wäre schon von Seiten der ambulanten Rehabilitationseinrichtung über eine Umschulung von Frau A. nachgedacht wurden, da zu diesem Zeitpunkt schon bekannt war, dass sie niemals wieder über 4 Kilogramm mit dem linken Arm heben darf und somit in ihrem Beruf kaum noch Einsatzmöglichkeiten bestehen. Damit wären Frau A. die Sorgen mit einem Weiterbildungskredit erspart geblieben. Ein weiteres Schnittstellenproblem ist die fehlende Vernetzung und Kommunikation zwischen den behandelnden Ärzten und dem Rententräger (der Frau A. völlig überflüssig zu einer weiteren chirurgischen Rehabilitation schicken wollte, aber gleichzeitig alle finanziellen Hilfen einstellte).

Managementqualitäten eines Case Managers

„In der Komplexität heutiger Lebensführung wird das Zurechtkommen einer Person oder Familie zu einer Managementaufgabe" (Löcherbach 2005, S. 10).

Die Herausforderungen eines Case Managers sind sehr vielseitig. Sie beinhalten das Management von Netzwerken, das Qualitätsmanagement und das Entlass- und Überleitungsmanagement. Außerdem steuert der Case Manager das komplette System (Systemmanagement)und den Patienten im Fall (Fallmanagement).

Viele verschiedene Managementqualitäten im Case Management werden in meinem speziellen Fallbeispiel deutlich.

3.3. Kooperations- und Kommunikationsschwierigkeiten zwischen den Akteuren

Kooperationsdefizite entstehen immer wieder durch unzulängliche Informiertheit der medizinischen Berufsgruppen untereinander. Dabei spielen sicher die voneinander abweichenden Akademisierungs- und Professionalisierungsgrade in den medizinischen Bereichen eine große Rolle (Wanek 1994, S.9). Betrachtet man die beschriebenen Versorgungsprobleme in meinem Fallbeispiel, wird deutlich, dass hier an vielen Schnittstellen Kommunikationsprobleme auftraten. Meine Klientin (selbst medizinisches Fachpersonal) versuchte auf verschiedene Weise (schriftlich und mündlich) mit den verantwortlichen Kooperationspartnern ins Gespräch zu kommen um Konflikte zu lösen. Doch immer wieder entstehen Missverständnisse mit den verschiedenen Akteuren. Nach einem Extremerlebnis, wie es zum Beispiel nach Unfällen, Verkehrsunfällen und anderen plötzlich eintretenden Lebensereignissen empfunden wird, treten oftmals schwerwiegende Belastungen für den Betroffenen auf.

Im Vordergrund steht die Bewältigung des Unfallereignisses auf psychischer und körperlicher Ebene. Dazu kommen alltagspraktische Probleme und emotionale Sorgen. Dies alles verlangt nach einer kontinuierlichen Betreuung und Kommunikation durch professionelle Akteure. Doch gleich nach dem Verkehrsunfall kam es zum ersten Kommunikationsdefizit zwischen Frau A. und dem behandelnden Arzt. Der Mediziner ignorierte die Beschwerden der Patientin im rechten Ellenbogen. Dadurch kam es zur Fehlstellung im Radiusköpfchen mit den im 2. Kapitel beschriebenen Problemen. Die Konsequenzen aus diesem Kommunikationsproblem werden die Patientin ein Leben lang begleiten. Des Weiteren wurde ihr

Vertrauen in die Ärzte durch die Gutachter der Deutschen Rentenversicherung mehrmals enttäuscht, da ihre physischen Unfallschäden nicht ernst genommen wurden (minimale Abnutzung des Gelenkes, statt Zerfall) und sie ihre psychische Problematik völlig ignoriert haben.

4. Case Management als Lösungsstrategie

Case Manager sind auf zwei Ebenen tätig: Erstens auf der Systemebene in der Verknüpfung und Kooperation der Partner, die für die Patienten Leistungen erbringen und zweitens auf der Fallebene in der persönlichen Begleitung der Klienten. Sie sind in der Lage Ziele in beiden Bereichen gleichzeitig zu bearbeiten. Case Management bietet die Möglichkeit einzelfachorientiertes Vorgehen mit personaler Netzwerkarbeit und Sozialraumorientierung umfassend verbinden zu können.

Ziel ist es, Hilfen anzubieten, die kaum in die gewohnte und bestehende Lebenswelt eingreifen. Ausgangspunkt für die Hilfen sind die eigenen Ressourcen des Betroffenen und seines ihn umgebenden sozialen Netzwerkes (Neffe 2005, S.19).

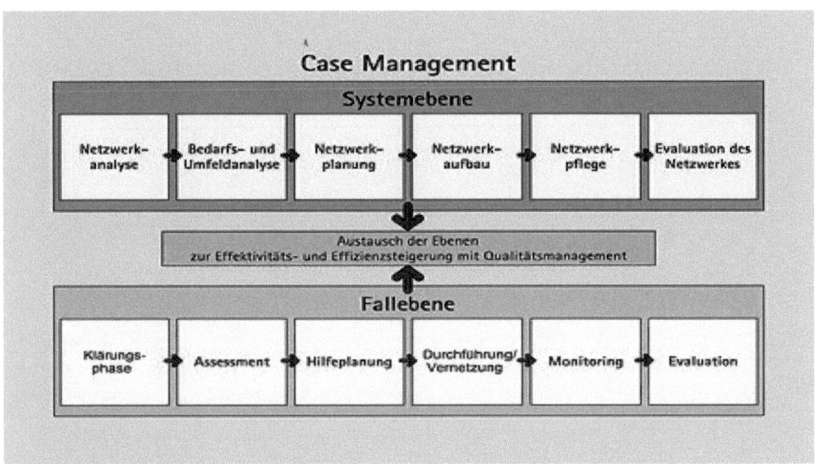

Abbildung 2 Case Manager in Bezug auf System- und Fallebene (www.Beta Institut.de)

Während der Schwerpunkt beim Systemmanagement auf einer verbesserten Organisation der Dienstleistungen, dem Umgehen von Überschneidungen sowie dem Aufzeigen von preiswerten Angeboten liegt, sind die wichtigsten Aufgaben des Fallmanagements die persönlichen Ziele und Bedürfnisse der Patienten, für die ein Case Manager bei Bedarf anwaltlich eintritt.

4.1. Definition Case Management

Folgende allgemeine Definition von Ewers trägt zum Verständnis von Case Management bei: "Case Management ist eine auf den Einzelfall ausgerichtete diskrete, d.h. von unterschiedlichen Personen und in diversen Settings anwendbare Methode zur Realisierung von Patientenorientierung und Patientenpartizipation sowie Ergebnisorientierung in komplexen und hochgradig arbeitsteiligen Sozial- und Gesundheitssystemen" (Ewers und Schaeffer 2005, S. 8). Die 2005 gegründete "Deutsche Gesellschaft für Care und Case Management" definiert Case Management oder Unterstützungsmanagement als eine Ausdehnung der Einzelfallhilfe innerhalb der methodischen Neuorientierung der Sozialen Arbeit in den USA. Systematische und ökosoziale Perspektiven kommen in dieser Konzeption zum Ausdruck und sollen Case Management- Fachkräfte befähigen, unter komplexen Bedingungen Hilfemöglichkeiten abzustimmen und die vorhandenen institutionellen Ressourcen zu koordinieren. Zielsetzung ist eine Qualitätsgewährleistung, die untrennbar verknüpft ist mit der Sicherung von Konsumentenrechten (Löcherbach 2012, S.51). Case Management soll vor allem die Chance bieten „einzelfallorientiertes Vorgehen mit personeller Netzwerkarbeit und Sozialorientierung ganzheitlich verbinden zu können" (Neuffer 2005, S. 19). Ziel ist es hierbei, die gewohnte Lebenswelt des Klienten so wenig wie möglich zu verändern. Dazu sind neben der Inanspruchnahme von externer Hilfe auch die Stärkung und das Aufzeigen von dem Klienten häufig noch unbekannten oder ungenutzten Möglichkeiten notwendig. Die eigenen, bisher ungenutzten Ressourcen und das den Klienten umgebende soziale Netzwerk werden zum Ausgangspunkt für die Hilfen. Um all diese Bedürfnisse zu befriedigen, erfüllt der Case Manager drei Kernfunktionen: Die Advocacy-, die Broker- und die Gate-Keeper-Funktion.

4.2. Die Kernfunktion des Case Managers

In allen Case Management Konzepten lassen sich drei Kernfunktionen stets ermitteln: Die Advocacy-, die Broker- und die Gate-Keeper-Funktion. Je nach Verfahrensweise sind sie mal stärker, mal schwächer oder auch nebeneinander im Vordergrund stehend. Sie schließen sich nicht gegenseitig aus, sondern ergänzen sich (Ewers 2005, S. 63). Im Folgenden werden diese Funktionen näher erläutert und in Fallbezug gebracht.

Unter dem Begriff Advocacy ist die anwaltliche Funktion des Case Manager zu verstehen. Er tritt für die persönlichen Interessen des Patienten ein, wenn dieser infolge seiner individuellen Gesundheitsproblematik dazu nicht in der Lage ist. Dabei muss er sich in die Lage des Patienten versetzen und dessen Bedürfnisse und Interessen mit den institutionellen Instanzen realisieren. Der Case Manager sollte dabei mit dem Patienten gemeinsam eine Bewältigungsstrategie entwickeln, mit dem Ziel, den Klienten zu befähigen, sich für seine eigenen Belange einzusetzen (Ewers und Schaeffer 2005, S. 65). Im Fall von Frau A. ist die Sicherung der materiellen Ressourcen, als Alleinverdienerin, von großer Bedeutung. Dazu gehört der Kontakt zum Rententräger über den VDK (Erneuter Antrag auf „Teilweise Erwerbsminderungsrente"), die Stundung des Weiterbildungskredits und die Erhaltung ihres Arbeitsplatzes.

Bei der Broker- oder auch vermittelnden Funktion handelt es sich um die organisations- und institutionsbezogene Perspektive. Sie ist damit die Reaktion auf die Unübersichtlichkeit moderner Versorgungssysteme. Für diese Arbeit ist es von besonderer Relevanz, dass der Case Manager nicht selbst bei einem Leistungserbringer angesiedelt ist und somit unabhängig von spezifischen Interessen im Sinne des Klienten agieren kann. Zu den Aufgaben gehören einerseits die zentrale Servicekoordination und andererseits das Vermitteln zwischen den Interessen der Serviceanbieter und des Konsumenten (Ewers und Schaeffer 2005, S. 66). Die Aufgabe, welche die Case Managerin als „Broker" in meinem Fall übernahm, bestand in der Koordination der vielfältigen Dienste, die Frau A. benötigt, um möglichst schnell wieder in ihrem gewohntem Umfeld selbständig tätig sein zu können. Dazu gehört der Kontakt zur Schmerzambulanz, Physiotherapie, Haushalthilfe, Rehabilitation. Aber auch die Koordination eines privaten Netzwerkes mit Freunden, Nachbarn und Verwandten für die erste Zeit nach der Operation, um Frau A. etwas zu entlasten.

Die Hauptaufgabe des Gate Keeper ist die Selektion und Zugangssteuerung. Er vertritt zum einen den an bedarfsgerechter Versorgung interessierten Patienten und zum anderen den auf Gewinnmaximierung orientierten Dienstleister. Seine gezielte Auswahl und sein kontinuierliches Monitoring (siehe Regelkreis) sollten für eine angemessene und zielgerichtete Ressourcenverwendung sorgen (Ewers und Schaeffer 2005, S. 69). In dieser Funktion suchten wir in Zusammenarbeit mit Frau A. nach einer günstigen Alternative zu einer stationären Anschlussheilbehandlung. Die Klientin entschied sich für eine ambulante Rehabilitation in ihrem Wohngebiet.

5. Entwicklung des Versorgungs- und Hilfeplans

In verschiedenen Handlungsschemen „ Sozialer Arbeit" findet sich ein phasenorientiertes Konzept. Einerseits deutet sich damit an, dass es sich hier sowohl um planbare Arbeitsweisen handelt als auch um prozesshaft angeordnete Arbeitsabläufe. Andererseits, und dies trifft auf das Grundkonzept des Case Management zu, soll erreicht werden, dass Hilfestellungen in der „Sozialen Arbeit", die in aller Regel komplexe Vorgänge beinhalten, zusammengefügt werden.

Nachdem die Definition und die Funktionen des Case Management erläutert wurden, werden nun die Ablaufphasen beschrieben, die zur strukturierten Durchführung der Methode durchlaufen werden müssen, um eine bestmögliche Zielerfüllung zu erreichen.

5.1. Regelkreis im Case Management

Identifikation

In der ersten Phase findet die Auswahl der Patienten statt, die eine gezielte Case Management- Versorgung benötigen. Der Case Manager prüft die Anspruchsberechtigten und individuellen Zugangsvoraussetzungen nach standardisierten Kriterien. Die Zugangsmöglichkeiten können die Zu- oder Überweisung durch externe Einrichtungen oder Versorgungsinstanzen sein (Ewers und Schaeffer 2005, S. 73). Die Auslese der Klienten erfolgt im so genannten „Intake". Es umfasst die Anmeldung, die Erteilung von Auskünften und die Information über den Dienst oder die Einrichtung. Stellt sich heraus, dass der Klient die Dienstleistung bzw. Hilfe benötigt, verpflichten sich Case Manager und Klient (Engagement). Es kommt durch das Intake zur Fallaufnahme. Frau A. wird erläutert, was der eingeleitete Vorgang für sie bedeuten kann. Mit ihr findet eine Beratung über die Hilfemaßnahmen, den Ablauf und auch die folgenden Konsequenzen statt. Sie wird über die Aufgaben und Arbeitsweise des Case Management unseres Krankenhauses informiert. Es werden während des Erstgespräches auch Grenzen unserer Arbeit und des gesamten Managements aufgezeigt. Frau A. legt in dieser Phase ihre Problematik offen dar und äußert sich zu ihrer Veranlassung, unsere Hilfe in Anspruch zu nehmen. Die Fragen seitens des Case Managers werden offen und allgemein gestellt bis hin zu gezielten Nachfragen. Somit werden die Ausgangslage und das Problem genau erfasst. Zusätzlich werden die Rollen geklärt, die während der Hilfemaßnahme den Beteiligten zukommen. Das personenbezogene Engagement beginnt, nachdem wir mit Frau A. alle zuvor anstehenden Fragen geklärt haben. Es übernimmt ein Case Manager unserer Klinik diesen Fall und ist somit jederzeit der Ansprechpartner für die Patientin (Wendt 2001, S. 105-108).

Assessment

In einem allumfassenden, systematischen Prozess wird der momentane psychosoziale und funktionale Status des Patienten ermittelt. Durch intensive Erhebung, unter Zuhilfenahme von bereits entwickelten Assessment-Instrumenten, werden die aktuellen Versorgungslücken und das objektive Selbstversorgungsdefizit erhoben. Der Assessment-Prozess stellt ein zentrales Element des Case Management dar (Ewers und Schaeffer 2005, S. 74).

In dieser Phase geht es um eine möglichst vollständige Erfassung und Beurteilung der Situation von Frau A. und ihrer Familie. Die Sachlage der Patientin wird abgeklärt und genau beschrieben, um den Ist-Zustand zu analysieren und zu bewerten. Aus dem Assessment ergibt sich die Schlussfolgerung, welcher Bedarf an Unterstützung (siehe Ressourcenplan Frau A.) vorliegt. Diese Einschätzung wird schriftlich fixiert und im weiteren Verlauf verwendet. Frau A. wird nicht nur als einzelne Person gesehen, sondern es wird ihr soziales Umfeld (Kinder, Freunde und Arbeitskollegen) mit einbezogen. Die Situation wird nach individuellen, familiären und umfeldbezogenen Faktoren analysiert und erfasst. Hierbei gilt es herauszufinden, wie von ihr verschiedene Situationen bewertet werden, welche Wertvorstellungen die Klientin hat und welche Werte und Normen von ihr initialisiert wurden. Gemeinsam mit Frau A. werden Prognosen oder auch Perspektiven (beruflich) für die Zukunft aufgestellt.

Für die Dokumentation der gesamten Informationen während des Assessment gibt es in unserer Einrichtung vorgedruckte Formulare (siehe Versorgungsplan). In der Einzelfallhilfe wird zum Visualisieren der Systeme des Klienten vorwiegend das Genogramm, das Soziogramm und die Öko-Map verwendet (Neuffer 2005, S. 66-82).

Entwicklung des Versorgungsplanes

Basierend auf den erhobenen Daten des Assessment wird in enger Zusammenarbeit mit dem Klienten und seinem sozialen Umfeld ein schriftlicher Versorgungsplan erstellt. Das erstellte Konzept sollte kurzfristige und langfristige Ziele enthalten, die überprüfbar und realisierbar sind. Der Case Manager stellt die benötigten Dienstleistungen zusammen, und klärt die Zuständigkeiten, um die Zielsetzungen zu erreichen (Ewers und Schaeffer 2005, S. 76). Auf der Basis der festgestellten Wünsche aus dem Assessment mit Frau A. haben wir für das weitere Prozedere Ziele vereinbart die Mittel und Wege zu ihnen erörtert und Entscheidungen herbeigeführt.

Die Zielsetzung erfolgt oft nach der Smart-Methode:

Spezifisch: spezifische Teilziele der Ziele formulieren

Messbar: Ziele und Teilziele sollten messbar sein

Akzeptabel: Die Zielformulierung sollte für alle Beteiligten akzeptabel sein

Realistisch: Die Ziele sollten realistisch und angemessen sein

Terminiert: Die Erreichung der Ziele und Teilziele wird terminiert

(Kleve 2011,S. 74)

Um die Förderung professionell durchzuführen und umzusetzen wird ein Hilfeplan aufgestellt. Im Unterstützungsplan von Frau A. wurden Ziele vereinbart, mit denen sich die Akteure der Hilfemaßnahme identifizieren können. Der Hilfeplan wurde als Schriftstück (siehe Kapitel 5) dokumentiert (Wendt 2001,S. 118-121).

Implementierung des Versorgungsplanes

Nach dem gemeinsam einvernehmlich geschlossenen Kontrakt beider Parteien erfolgt nun die Implementierung. Diese Phase ist von zwei elementaren Aufgaben geprägt, den Verhandlungen mit den Leistungsanbietern und den Kostenträgern sowie die Koordination des Leistungsgeschehens (Ewers und Schaeffer 2005, S. 76).

Monitoring und Re-Assessment

Der Case Manager überwacht die implementierten Leistungen und steht mit dem Patienten in engem Kontakt. Tritt beim Monitoring ein wandelnder Bedarf auf, muss der Case Manager die Versorgungsleistung in Abstimmung mit dem Klienten kontinuierlich und allumfassend entsprechend modifizieren (Ewers und Schaeffer 2005, S. 76).

Evaluation und Abschluss

Die abschließende Evaluation ist meistens mit der Entlassung oder dem Verlassen des Case Management-Programms verbunden. Zielsetzung ist eine Ergebnisbewertung des Projektes. Auf der Systemebene können Mängel über die Versorgung in die Optimierung der Versorgungsplanung einfließen oder Anstöße in neue innovative Dienstleistungsprogramme initiieren (Ewers und Schaeffer 2005, S. 76).

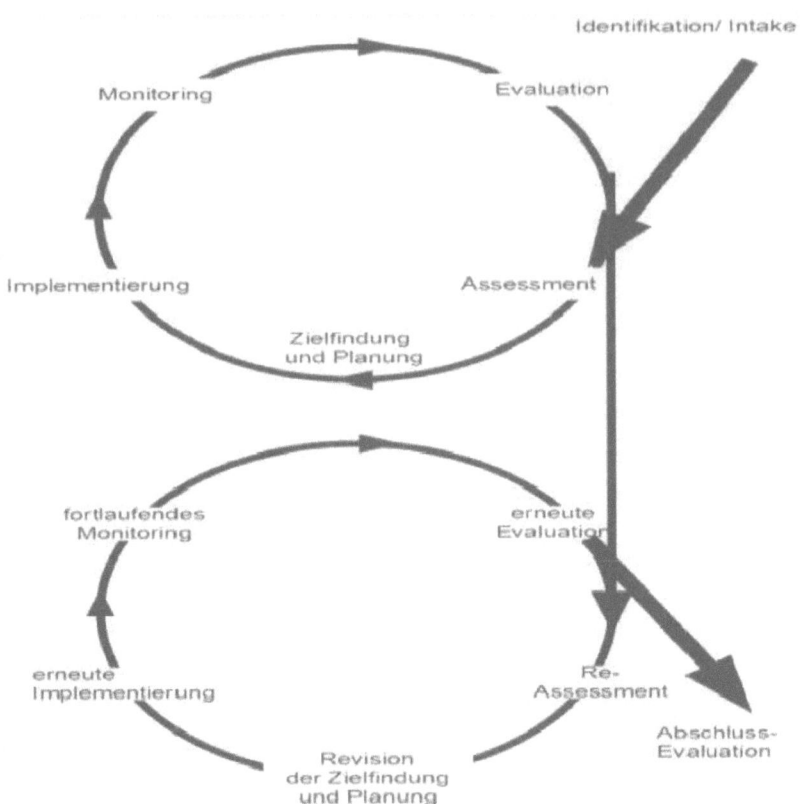

Abbildung 3 Regelkreis (eigene Darstellung)

5.2. Fallbezug zum Regelkreis

Nachdem ich im Kapitel 5.1 schon auf den theoretischen Teil vom Regelkreis eingegangen bin, möchte ich jetzt die einzelnen Schritte auf meinen Fall bezogen vorstellen. Wir begannen mit dem Aufnahmeassessment von Frau A. aufgrund des schlechten physischen und psychischen Zustandes der Patientin im Patientenzimmer und beschränkten es am Anfang auf das Wesentliche, um erste Schritte einleiten zu können und die Patientin in ihrer Situation nicht noch mehr zu belasten.

Folgende Dinge wurden erfragt:

- Vorerkrankungen, erfolgte Therapien
- Daten der betreuenden Ärzte
- Krankenhausaufenthalte und Therapien
- Sozialkontakte mit Telefonnummer
- eigene Einschätzung der Situation (Schmerzen, Magenbeschwerden etc.)
- Wünsche an unterstützenden Angeboten

Das erstellte Protokoll wurde der Stationsleitung übergeben und folgende medizinischen Leistungen präoperativ über den Stationsarzt angefordert.

- Röntgen beider Ellenbogen und Thorax
- chirurgisches und psychologisches Konsil
- Schmerzkonsil
- Medikamenteneinstellung

Nach der erfolgten Operation des rechten Ellenbogens fand ein ausführliches Gespräch mit der Patientin bezüglich der nachstationären Versorgung statt. Um den optimalen Versorgungsplan aufzustellen und einzuleiten, erstellten wir ein Ressourcenplan von Frau A. und gingen dabei auf die persönlichen, sozialen, materiellen und infrastrukturellen / institutionellen Ressourcen von der Patientin ein.

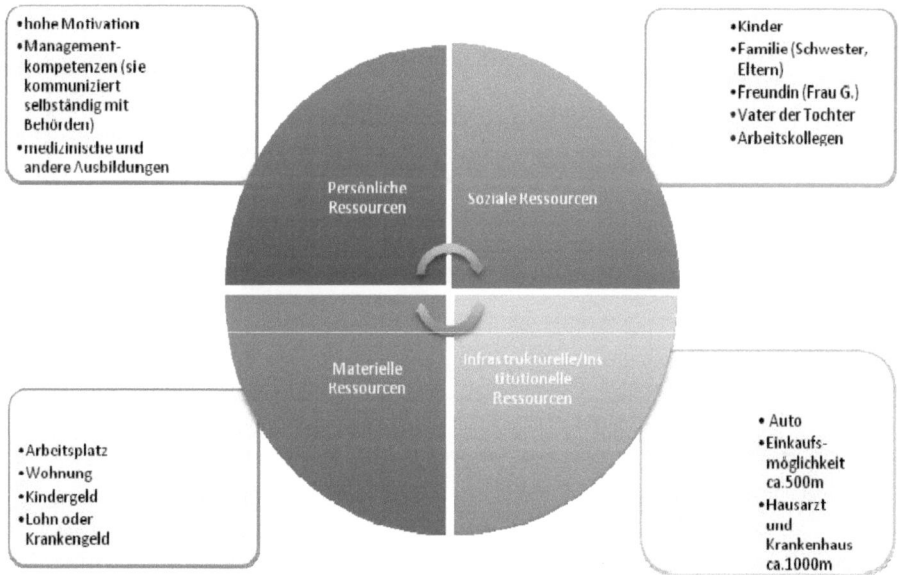

Abbildung 4 Ressourcengrafik Frau A. (eigene Darstellung)

Bei der anschließenden Fallbesprechung auf der Mitarbeiterebene werden von uns in Zusammenarbeit mit der Patientin folgende Ziele festgelegt.

Globalziel	Frau A. trotz gesundheitlicher Einschränkungen wieder ins Berufsleben zurückzuführen.
Kurzfristige Ziele 1-2 Wochen	Kontaktaufnahme zu Freunden und zum Vater der Tochter, um deren Betreuung für die Phase des Krankenhausaufenthaltes der Mutter zu gewährleisten. Häusliche Versorgung für Frau A. und deren Tochter nach der Entlassung aus dem Krankenhaus (eventuell Haushalthilfe). Kontakt zur Schmerzambulanz um Medikamentenkonsum einzuschränken. Physiotherapie zur Bewegungsverbesserung. Fahrdienst für Schulweg organisieren. Essen auf Rädern. Kontakt zum Psychologen herstellen.
Mittelfristige Ziele 3-6 Wochen	Gespräch mit dem 19-jährigen Sohn der Klientin, um Einkäufe und ähnliches nach der Entlassung aus dem Krankenhaus für die Familie zu sichern. Ambulante Rehabilitation beantragen. Termin VDK (-wegen Ablehnung der „Teilweisen Erwerbsminderungsrente"). Neuantrag Rente beim DRVB stellen. Gespräch mit Arbeitgeber zur beruflichen Wiedereingliederung
Langfristige Ziele 6-10 Monate	Fernstudium beenden. Erhalten der "Teilweise Erwerbsminderungsrente". Schwerbeschädigtenantrag stellen.

Nach der Erarbeitung der erreichbaren Nah-und Fernziele, in Kooperation mit der Klientin, erfolgt nun die Entwicklung des Versorgungs- und Hilfeplanes für Frau A..

Dabei ist es wichtig, dass alle Ziele von den Ressourcen der Patientin ausgehen, um diese in ihren eigenen Fähigkeiten zur Problemlösung weiter zu bestärken.

5.3. Versorgungsplan Frau A.

Case Management (CM) Versorgungsplan (VP)		
Case Managerin: S.K.	Telefon:0341- Email:	Kontaktzeiten: Mo-Fr. 9:00 – 15:00 Uhr
Kontaktdaten im persönlichen Netzwerk	Kontaktdaten im medizinisch sozialem Netzwerk	
Sohn Herr K. 0171-4534569 Kindesvater Herr T. 0341-1234567 Freundin Frau G 0341-2345678 Eltern von Frau K. 0341-4567878 Arbeitskollegin Frau S. 0341-6789876	Hausarzt Herr M. 0341-987098 Psychologe Frau L. 0341-098098 Physiotherapeut Herr M. 0341-777888 Haushalthilfe Frau W. 0341-888777 Krankenkasse Amok 0341-987678 Rententräger 030-897654 VDK Herr Schmidt 0341-987654	
Wo liegt Risiken und welcher Hilfebedarf besteht (Ergebnisse des Assessment)	Was konkret gemacht wird und wer verantwortlich ist (Vereinbarte Maßnahmen)	Was mit diesen Maßnahmen erreicht werden soll (Erwartete Ergebnisse)

Während des stationären Aufenthaltes		
1.Probleme Die Betreuung der Tochter während des Klinikaufenthaltes.	Kontaktaufnahme zur Freundin Frau G. Sie organisiert im privaten Netzwerk die entsprechenden Hilfsmaßnahmen.	Frau A. erfährt unerwartete Unterstützung und kann sich voll auf ihre Genesung konzentrieren.
Frau A. braucht nicht nur chirurgische Hilfe, sondern die Unterstützung von vielen Instanzen des Krankenhauses.	Rücksprache mit dem diensthabenden Oberarzt. Übergabe der erhobenen Daten und medizinischen Unterlagen.	Verbesserte Compliance bezüglich des gesamten therapeutischen Konzeptes. Schnellstmögliche Rückkehr der Pat. in die häusl. Umgebung mit ärztl. Unterstützung.
Nach dem stationären Aufenthalt		
Frau A. lebt mit ihren Kindern allein. Sie hat ein kleines soziales Netzwerk. 1.Probleme Die Betreuung der Tochter und Haushaltführung bis zur Belastungsstabilität der Prothese. 2.Ressourcen -Vater des Kindes -19-jähriger Sohn -Freunde und Arbeitskollegen -Schwester	a. Vater Hr. T: Jedes Wochenende (bis Frau A. wieder Auto fahren kann) Betreuung der gemeinsamen Tochter. b. Kind Hr. K: Der Sohn fährt seine Schwester 2x/Woche zum Cellounterricht und erledigt größere Einkäufe. c. Schwester Fr. Z: Frau Z. hilft Frau A. 1x/Woche bei der Haushaltführung und durch tägliche Telefonate. Case Manager: Antrag bei der Krankenkasse für eine Haushalthilfe (Fahr-	Zu a, (Vater Hr. T.): Beziehung zwischen dem getrennt lebenden Paar verbessert sich. Frau A. erhält die nötige Unterstützung. Zu b, (Sohn Hr. K.): Beziehung zum Sohn verbessert sich. Ihm wird bewusst, was seine Mutter alles leistet. Fr A. erhält die benötigte Unterstützung, sowie die Hilfe, die sie sich durch ihren Sohn wünscht. Zu c, (Schwester Fr. Z.) Das interne Hilfenetz wird ausgeweitet und Frau A. er-

	dienst für Tochter zur Schule).	fährt zusätzliche Unterstützung durch die Schwester.
Frau A. lehnt eine stationäre Rehabilitation ab, da sie die Betreuung ihrer Tochter für diese Zeit nicht gewährleisten kann.	Autorisierte Kontaktaufnahme zur ambulanten Rehabilitationseinrichtung im Wohngebiet durch Case Managerin, eine ambulante Rehabilitation wird eingeleitet.	Optimale, alternative Nutzung der ambulant zur Verfügung stehenden Angebote. Einsparung von Kosten. Tochter kann in den Abendstunden selbständig betreut werden.
Der derzeitige Gesundheitszustand und die damit verbundenen Konsequenzen führen zu Ängsten und psychischen Belastungen.	Eine psychologische Betreuung wird eingeleitet; einmal wöchentlich hat Frau A. nach der Entlassung aus der Klinik einen Gesprächstermin.	Frau A. kennt jetzt Bewältigungsstrategien und kann selbstständig Entspannungstechniken gegen ihre Ängste und Stress einsetzen.
Aufgrund der fehlenden Teilrente, des Weiterbildungskredites und der ausbleibenden Einkünfte kommt es zu Zahlungsschwierigkeiten.	Erstellung des finanziellen Ist-Standes und Maßnahmenplan. Hilfestellung bei folgenden Anträgen: -Antrag auf Wohngeld -erneuter Antrag auf „Teilweise Erwerbsminderungsrente" -Stundung des Weiterbildungskredits	Frau A. hat einen besseren Überblick über ihre Finanzen und kann ihre Ausgaben besser kontrollieren. Sozialstaatliche Hilfen können in Anspruch genommen werden.
Frau A. macht sich Sorgen um ihre berufliche Perspektive.	Motivation der Klientin zum Gespräch mit dem Arbeitgeber um Probleme aufzuzeigen und Lösungen zu finden. Frau A. erhält die Möglichkeit,	Frau A. erfährt Wertschätzung ihrer bisherigen Arbeit. Erhaltung größtmöglicher Unabhängigkeit. Die Zukunftssorgen sind erstmals vergessen.

	für 6 Monate, eine leichte Tätigkeit an der Physiotherapieanmeldung durchzuführen.	

Evaluation

Gesamtaufwand :   116 Minuten (1 Hausbesuch und 16 Telefonkontakte)

Dokumentationszeit: 90 Minuten

Frau A. ist mit dem Verlauf sehr zufrieden.

Erklärung des Versicherten:

Ich bin mit der Weitergabe des vorliegenden Versorgungsplans, sowie aller Informationen und Daten aus dem vorrausgegangenen Assessment an alle an der Versorgung beteiligten Personen und Organisationen weitergegeben einverstanden, sofern dies der Versorgung dienlich ist. Dies gilt auch im Fall einer Notsituation zur Koordination der Notfallversorgung.

Ja   Nein

Ich wünsche keine Weitergabe meiner Daten an:

_____

Ich habe den Datenschutzhinweis unterschrieben und eine Kopie des Versorgungsplans erhalten.

_____   _____

Datum, Unterschrift Klient   Datum, Unterschrift Case Management

Zusammenfassung

Im Vordergrund meines Falles standen die Beschwerden der Patientin aufgrund der chronischen Schmerzen in beiden Armen, ihre physische Situation und die Operation des rechten Ellenbogen, d.h. stationäre Aufnahme mit erneuter Beurteilung des Zustandes des linken Ellenbogens, Einsetzen einer Prothese am rechten Ellenbogen, Röntgen, MRT, Schmerztherapie, Behandlung der chronischen Magenbeschwerden und psychologische Betreuung. Hier konnten die Case Manager durch Kooperation und Koordination innerhalb des Krankenhauses schon gute Ergebnisse erzielen. Durch die gezielte Physiotherapie mit Muskelaufbau, Lymphdrainage, Krankengymnastik aber auch vielen Entspannungseinheiten, kam es zu einer deutlichen Verbesserung des Gesundheitszustandes von Frau A. Durch die Gesprächseinheiten mit der Psychotherapeutin und einer Anschlussvermittlung zu eben dieser wurden Schnittstellen gut bewältigt. Zeitgleich war Frau A. die Betreuung ihrer 10-jährigen Tochter wichtig, die sich nur bedingt allein versorgen kann. In diesem Fall konnten zum getrennt lebenden Vater, weiteren Angehörigen und Freunden Netzwerke geknüpft werden, damit war der Klientin, die Last der Sorge um ihr Kind genommen und sie konnte sich auf ihre Genesung konzentrieren. Durch die von uns initiierten Gespräche zur beruflichen Perspektive mit dem Arbeitgeber von Frau A., konnte auch ein weiteres Problem unserer Klientin gelöst werden. Frau A. befindet sich zurzeit in einer ambulanten Rehabilitationseinrichtung .Bei einem kürzlich erfolgtem Monitoring teilte sie uns mit, dass immer noch Kommunikationsdefizite mit dem Rententräger bestehen. Die Notwendigkeit der finanziellen Entlastung der Klientin durch Übernahme der „Teilweisen Erwerbsminderungsrente" wird nicht als notwendig erachtet. Hier bedarf es weiterer eindringlicher Gespräche mit den Verantwortlichen.

Trotzdem zeigt es sich an meinem Fallbeispiel, dass sich für die Betroffene durch koordinierte Steuerung und Begleitung nach Bedarf eine wesentliche Verbesserung der Versorgungssituation ergab. Daher ist es aus meiner Sicht unbedingt erforderlich, dass Case Management entwickelt und gefördert wird. Es ist für mich erkennbar, dass der Einsatz von Case Management in vielen Bereichen des Gesundheitswesens Vorteile schaffen würde. Besonders die Aktivierung von individuellen Selbsthilfefähigkeiten, die Vermittlung von strukturierten Zugängen zu den Diensten auf der Systemebene, sowie die Erstellung eines Hilfenetzwerkes unter der Mitarbeit des Klienten, das auch über den Fall hinaus genutzt werden kann, sind die Vorteile gegenüber anderen Modellen. Gleichzeitig wird durch den Ansatz auch sichergestellt, dass weder doppelte noch unnötige Leistungen erbracht werden.

Die Begleitung der Klienten ist sehr umfangreich und nimmt einen großen Zeitraum in Anspruch der den Mitarbeitenden meist nicht zur Verfügung steht. Die fehlende Zusammenarbeit der Schnittstellen, die Hilfsangebote und Unterstützungsleistungen nicht miteinander betrachten, lassen die Rückmeldungen über den Stand der Entwicklung ausbleiben und machen das Arbeiten der Case Manager nicht einfach.

Eine große Anzahl von Fachwörtern wird im Zusammenhang mit dem Thema Case Management benutzt. Dies führt bei einigen Beteiligten zu Irritationen.

Es ergeben sich Schnittstellen, die organisiert werden müssen - ein Management in dieser Hinsicht ist unabdingbar. Die Implementierung von Case Management in einer medizinischen Einrichtung kann zu Widerständen führen. Vereinzelt kann daraus eine aktive Opposition entstehen, vor allem wenn die Umgestaltung "Top-down" erfolgt. Das kann zu Unsicherheiten, Spannungen und zur Demotivation der Beteiligten führen die dann zur Risikovermeidung "den Rückwärtsgang einlegen" (van Riet und Wouters 2008, S. 256).

Um suboptimale Auswirkungen möglichst minimal zu halten, ist zukünftig eine tiefgreifende und ökonomische Zusammenarbeit zwischen den verschiedenen Leistungsanbietern im Gesundheits- und Pflegebereich bis hin zu patientenzentrierten Netzwerken unverzichtbar.

Abbildungsverzeichnis

Abkürzungsverzeichnis

VDK	Verband der Kriegsbeschädigten, Kriegshinterbliebenen und Sozialrentner Deutschland
DRVB	Deutscher- Rentenversicherung- Bund
Mason I	Radiusköpfchenfraktur Stufe I

Literaturverzeichnis

1. archiv.forum-demenz.net http: (2007) Case Management bei Demenzpatienten; besucht am 28.12.2012

2. Ewers, M./ Schaeffer, D. (2005): Einleitung: Case Managment als Innovation im bundesdeutschen Sozial- und Gesundheitswesen. In: Ewers, M./ Schaeffer, D. (Hrsg.): Case Management in Theorie und Praxis, 2. Auflage. Bern: Huber Verlag. S. 8- 18

3. Ewers, M. (2005): Case Management im Schatten von Managed Care: Sozial- und Gesundheitspolitische Grundlagen. In: Ewers, M./ Schaeffer, D. (Hrsg.): Case Management in Theorie und Praxis, 2. Ergänzte Auflage. Bern: Huber Verlag. S. 29-34

4. Ewers, M. (2005): Das anglo-amerikanische Case Management: Konzeptionelle und methodische Grundlagen. In: Ewers, M./ Schaeffer, D. (Hrsg.): Case Management in Theorie und Praxis, 2. Ergänzte Auflage. Bern: Huber Verlag. S. 53-57

5. Ewers, E. (2012): Einführung in das Case Management, 4. Studientext, Fernstudium Angewandte Gesundheitswissenschaften, Universität Bielefeld (Hrsg.). Bielefeld.

6. Kleve, Heiko (2011): Systemisches Case-Management. Falleinschätzung und Hilfeplanung in der Sozialen Arbeit. 3. Aufl. Heidelberg: Carl-Auer-Verlag

7. www.Münchner Aids Hilfe.de (2012):Was bedeutet Case Management? Eingesehen am 02.01.2013

8. Neuffer, (2005) Case Management, Soziale Arbeit mit Einzelnen und Familien, Juventa Verlag Weinheim und München, S.19; S. 66-82

9. Rosenthal, T./ Wagner, E.(2004): Organisationsentwicklung und Projektmanagement im Gesundheitswesen. Grundlagen- Methoden- Fallstudien. Heidelberg. S.7

10. Von Reibnitz, C. (2009): Implementierung von Versorgungsplänen. In: v. Reibnitz (Hrsg.): Case Management: praktisch und effizient. Heidelberg. Springer Medizin Verlag. S. 70- 86

11. Wasem, J./ Buchner, F. (2012): Gesundheitsökonomie und Gesundheitspolitik, 2. Studientext, Fernstudium Angewandte Gesundheitswissenschaften. Universität (Hrsg.). Bielefeld. S.2, 21

12. Wanek, V. (1994):Kooperation, Koordination, Vernetzung, 8. Studientext, Fernstudium Angewandte Gesundheitswissenschaften. Universität (Hrsg.). Bielefeld. S.8-9.

13. Wendt, W. R. Löcherbach, P. (2011): Case Management in der Entwicklung. Stand und Perspektiven in der Praxis. 2. Aufl. Heidelberg, Lambertus-Verlag Freiburg im Breisgau, S. 105-108

14. Wirnitzer, B. (2002): Von der koordinierten Entlassung zum Case-Management. Pflege in integrierten Versorgungsformen. In: Pflege aktuell (6/2002), S. 332–335.